Dijokri – Verlag

Astrid Volkmer

Tequila am Morgen

wie sie mit 3 Übungen in 3 Minuten
Köper, Geist und Seele stärken

Bitte besuchen sie auch meine Website:
WWW.ASTRIDVOLKMER.DE

Zweite Auflage
2009
Dijokri – Verlag

Für Marco, Rebea und Merlin

Inhaltsverzeichnis

Vorwort

Geht es ihnen auch manchmal so, dass sie sich „irgendwie nicht so ganz wohl" fühlen?

Haben sie ein nicht näher bestimmbares Gefühl von Lustlosigkeit, Antriebslosigkeit oder sind sie müde, obwohl sie eigentlich genügend Schlaf hatten?

Kommen sie nach einer Krankheit nicht so recht auf die Beine, obwohl sie eigentlich wieder gesund sind und fit sein müssten?

Haben sie nach schwierigen Gesprächen das Gefühl „Wie ausgelaugt" zu sein?

Sind sie evtl. wetterfühlig oder gehören sie zu denen, die sich nachts von rechts nach links wälzen ohne dabei in den Schlaf zu finden?

Oder leiden sie an Stresssymptomen wie z. B. Ruhelosigkeit und Konzentrationsschwäche?

Haben sie des Öfteren Gefühlsschwankungen?

So geht es vielen Menschen.

Ab sofort können sie selbst etwas dafür tun, dass es ihnen schon bald besser geht!

Das Besondere daran ist, dass sie das in nur drei Minuten und ohne zusätzlichen Zeitaufwand nebenher erledigen können.

So unglaublich es klingt: Es funktioniert wirklich!!!

Sie können in nur drei Minuten mit drei Übungen Körper Geist und Seele stärken!

Warum dieses Buch?

Liebe Leser,

in meiner mehrjährigen spirituell beratenden Tätigkeit bin ich immer wieder auf die gleichen Strukturen gestoßen.

Vielen Menschen geht es „irgendwie nicht ganz so gut", aber sie wissen nicht so recht warum und daraus resultierend auch nicht so recht, wie sie das ändern können.

Dieses „irgendwie nicht ganz so gut" reicht von einem diffusen Gefühl des „nicht so ganz Wohlbefindens" bis hin zu tatsächlichen psychischen oder körperlichen Beschwerden oder sogar Schmerzen wie z.B. Migräne, Rückenbeschwerden, Schwindelgefühl, Kraftlosigkeit, Lustlosigkeit bis hin zur depressiven Verstimmung oder sogar Angstattacken.

Da ich in erster Linie mit Energien arbeite, ist mein persönlicher Blick geprägt von der Sichtweise der Energien. Dieser Blickwinkel schließt andere Erkenntnisse nicht aus, ganz im Gegenteil. Er ist eher ergänzend zu verstehen.

Häufig wenden sich Menschen an mich, denen alles andere nicht (mehr) hilft oder aber noch nie geholfen hat. Sie kommen zu mir, wenn andere Sichtweisen keine Erklärung liefern konnten und ihnen scheinbar nicht zu helfen ist.

Aus energetischer Sicht sind die körperlichen und psychischen Probleme all dieser Menschen meist sehr gut nachvollziehbar.

13

Dennoch ersetzt das kein Gespräch mit einem Arzt oder Psychologen. Darauf möchte ich hiermit ausdrücklich hinweisen.

Da ich gerne Hilfe zur Selbsthilfe anbiete, lade ich sie ein, selbst etwas zur Verbesserung ihrer persönlichen Situation beizutragen.

Im Laufe der Zeit haben sich die drei Übungen, die ich ihnen hier nahe bringe, als äußerst effektiv erwiesen. Denn sie können mit wenig Zeitaufwand und nur drei Übungen ganz konkret etwas für Köper, Geist und Seele tun.

Natürlich habe ich das Rad nicht neu erfunden und viele werden die hier vorgestellten Übungen oder sehr ähnliche aus der einen oder anderen Richtung kennen, neu ist jedoch mein Ansatz.

Ich nenne ihn *sprituellen Pragmatismus.*

Inhalt

Spiritueller Pragmatismus

Was ist das?

Durch mein Interesse an spirituellen Themen habe ich vor mehr als zehn Jahren begonnen, mich durch Kurse und Seminare in dieser Richtung fortzubilden. Zwangsläufig und glücklicher Weise habe ich dort viele spirituell ausgerichtete Menschen kennen- und schätzen gelernt.

Häufig sind mir dabei zwei Dinge ins Auge gesprungen:
Als erstes sei hier die Ernsthaftigkeit erwähnt, mit der ein Großteil dieser Menschen ihr Leben gestaltet.

Ich selbst bin ein sehr humorvoller Mensch. Ich lache gerne – auch mal über mich selbst und es fällt mir schwer, das Leben so ernsthaft zu sehen wie es scheinbar ist. Mein Humor macht auch vor spirituellen Themen nicht halt. So erinnere ich mich beispielsweise gerne an meinen ersten Versuch, das Visualisieren zu erlernen.

Unser Übungsleiter begann mit der Visualisierungsübung, indem er uns - mit äußerst sanfter Stimme – aufforderte: „Stell dir vor deinem geistigen Auge eine Zitrone vor. Schneide diese in Gedanken in Scheiben." Als recht weltlicher Mensch dachte ich sofort: „Klasse Tequila!"

Jedoch der Übungsleiter war unerbittlich: „Nun gib die Zitrone ins Licht." Ich dachte: „Schade, eigentlich!"

Da ging's schon weiter: „Jetzt stell dir vor deinem geistigen Auge eine Orange vor und schneide sie in Spalten."

Sie erraten es, ich dachte: „Klasse brauner Tequila!" und musste lachen. Um die anderen Teilnehmer nicht zu stören, verließ ich den Raum, was zur Folge hatte, dass ich den Rest der Visualisierungsübung verpasste.

Jedoch wollte ich immer noch visualisieren lernen! Also fragte ich in einer Pause den Übungsleiter nach einer geeigneten Methode und er schlug mir die Zitronen-Orangen-Übung vor.

Als ich ihm erklärte, dass ich damit einfach immer Tequila assoziiere schien er einen Moment lang überfordert zu sein. Da er allerdings ein sehr guter Übungsleiter ist, konnte er mir dann eine für mich realisierbare Visualisierungsübung anbieten.

So habe ich also doch noch Visualisieren gelernt, obwohl ich nach wie vor Tequila liebe. (Die Übung für alle die Tequila mögen finden sie übrigens am Ende des Buches.)

Zurück zu den spirituellen Menschen:

Das zweite hevorspringende Merkmal, dieser spirituellen Menschen schien mir, dass ihr Leben durch Spiritualität in meinen Augen unendlich kompliziert geworden war:

- Morgens um 6:00 Uhr meditieren?
  (Eigentlich schlafe ich gerne bis 9:00 Uhr!)
  Ich habe es probiert!

Mein Leben wurde dadurch, dass ich im
Halbschlaf meinen Morgengruß absol-
vierte nicht angenehmer. Außerdem habe
ich mich ständig verzählt und ich wusste
nie genau, ob ich die 12 Mal (einmal für
jedes Tierkreiszeichen) eingehalten habe
und auch immer zwischen rechtem und
linkem Fuß abgewechselt habe.

- Jeden Tag eine Stunde meditieren? Als
alleinerziehende Mutter von 3 Kindern
mit mehreren Nebenjobs habe ich mich
ernsthaft gefragt, welcher meiner geistigen Führer (sie mögen mir hier verzeihen)
in der Zwischenzeit die Spülmaschine
ausräumt oder die Socken zusammenlegt.
Schließlich muss ich selbst etwas für mein
spirituelles Fortkommen tun.

- Essen sollte man im Bio-Laden kaufen.
Gerne! Jedoch ist es dort in der Regel um
ein Vielfaches teurer und in einer fremden
Stadt ist meist ein Aldi leichter zu finden
als der Demeter Hofladen.

- Essen gehen an sich kann mit einem ein-
gefleischten „Vollblutspiri" zu einer pla-
nungsvollen Angelegenheit werden:

- o Zum Italiener?
  Wer weiß, ob dessen Tomaten gen-
  manipuliert sind!
- o Zum Spanier?
  Vorsicht beim Rapsöl!
- o Zum Chinesen?
  Die Vogelgrippe!
- o Sushi?
  Die Meere!
- o Gute deutsche Küche?
  Schweinebraten aus Massentierhaltung!
  OK. Einen Tofuburger mit Salat aus biologisch-
  dynamischen Anbau auf einem Dinkelbrötchen.

- Ins Kino gehen?
  Gerne! Jedoch keine gewaltverherrlichenden
  Filme (wobei die Grenzen für Gewalt recht
  eng gesteckt sind) und das Ganze bitte ohne
  Popcorn und Cola.

Ich empfand es auch als recht anstrengend, als mich eine
liebe Bekannte aus einem Kurs besuchte und sich nicht
damit einverstanden erklären konnte, unser Leitungswasser zu trinken:

Es war   a.) kein reines Quellwasser
            b.) nicht richtig aufgeschwungen
und   c.) nicht zur richtigen Mondphase abgefüllt

Wir mussten also zum nächsten Bioladen (ca. 20 km)
fahren, um brauchbares Wasser zu bekommen.

All diese Dinge sind mir häufig zu anstrengend. Ich möchte mein Leben gerne genießen. Dazu gehören für mich auch – in Maßen – all die ungesunden Dinge wie z.B.

- Handys benutzen

- einen oskarprämierten Film sehen, nur um mitreden zu können. (Bei den schlimmen Szenen schau ich einfach weg.)

- herzhaft Lachen – auch oder gerade über einen politisch unkorrekten Witz

- normales Leitungswasser, auch wenn meine spirituellen Kanäle dann nicht wirklich richtig sauber sind

- auch mal eine Bratwurstsemmel am Straßenrand kaufen – selbst wenn die Schweine hierfür unter jämmerlichen Bedingungen aufgewachsen sind und die Semmel aus Weißweizenmehl ist

Ich möchte aber auch gerne ein spirituelles Leben führen. Deshalb habe ich für mich einen Weg gesucht, wie Spiritualität meinen Alltag erleichtert und nicht komplizierter oder anstrengender macht. So ist *spiritueller Pragmatismus* entstanden.

Welche Vorteile habe ich dadurch?

Es ist äußerst angenehm, wie das Leben durch den spirituellen Pragmatismus sehr viel leichter wird und auch noch viel Zeit spart.
Ich kann so z.B.

- das Essen bei Aldi kaufen und energetisch aufschwingen

- Schadstoffe im Essen energetisch abtrennen, so dass sie meinem körperlichen System nicht schaden können

- das Meditieren zeitgleich mit dem Abspülen oder Bügeln erledigen.

- den Parkplatz sofort haben, denn ich habe einen Engel vorausgeschickt

- verlegte Dinge (Schal, Schlüssel, Schmuck) sehr schnell wieder finden

Spiritueller Pragmatismus ist im Alltag anwendbare Spiritualität, die mein tägliches Leben um ein vielfaches leichter macht. Es ist äußerst angenehm, wie das Leben mit *spirituellem Pragmatismus* einfach läuft.

Stellen sie sich vor, es gibt eine Möglichkeit mit wenig Zeitaufwand ihr Leben wesentlich angenehmer zu gestalten.

Nicht, weil sie unglaubliches leisten, sondern weil sie einfach zur richtigen Zeit am richtigen Ort sind, ohne dafür einen großen Aufwand betreiben zu müssen.

Denn eines meiner Grundprinzipien ist:

- Was kann ich während des Zähneputzens erledigen?
- Was kann ich an der roten Ampel tun?
- Was kann ich unter der Dusche erledigen?

Meine langjährige Erfahrung zeigt, dass alles was zeitlich darüber hinausgeht selten länger als zehn Tage beibehalten wird. Dazu gilt zusätzlich als Motivationsgrundlage, dass man alle Pläne innerhalb von 72 Stunden umgesetzt haben sollte, sonst verpufft die Motivation.

Das ist sowohl bei mir selbst so, als auch bei den meisten meiner Klienten. Also gehe ich davon aus, dass es auch bei vielen der Leser so ist.

Was wurde aus ihren Vorsätzen?

- Mindestens 2x pro Woche Sport treiben?
- Einmal pro Woche ein Buch lesen?
- Einmal pro Monat in eine Ausstellung?
- Eine Fremdsprache auffrischen?

Hatten Sie schon einmal einen ähnlichen Vorsatz und haben ihn auch schon mindestens einmal aus Zeitgründen nicht in die Tat umgesetzt?

Ich bringe es im keine Zeit haben wahrlich zur Meisterschaft. Deshalb habe ich hier drei einfache Übungen zusammengestellt, die Erstaunliches bewirken. Es ist nicht zwingend notwendig, viel Zeit zu investieren. Man kann auch mit wenig Aufwand etwas für Körper, Geist und Seele tun, um sich besser zu fühlen. Ich habe es selbst ausprobiert und auch schon vielen meiner Klienten empfohlen.

Es ist erstaunlich, wie sie in so kurzer Zeit so viel zu ihrem Wohlbefinden beitragen können. Die meisten Menschen würden das gerne tun, wissen aber nicht wie. Deshalb biete ich ihnen in diesem Buch drei Basisübungen an, die einfach anzuwenden sind.

Sie funktionieren prima während des Zähneputzens, man kann sie – nach einigem Üben – an der roten Ampel machen und sie lassen sich hervorragend beim Duschen durchführen. Regelmäßig angewendet verbessert sich durch diese Übungen ihre Lebensqualität, denn sie wirken stabilisierend auf Körper, Geist und Seele.

Diese drei Basisübungen stabilisieren das körperliche System, wirken ausgleichend auf den Geist und streicheln somit die Seele. Da ein stabiles Körpersystem, ein ausgeglichener Geist und eine sanfte Seele nennenswert zu einer Besserung der Lebensqualität beitragen, war es mir ein tiefes Anliegen, dieses Buch zu schreiben.

Wie sie durch drei Übungen in drei Minuten Körper, Geist und Seele stärken.

Ich wünsche ihnen viel Spaß bei der Umsetzung!

Die erste Übung

Erden, was ist das?

Erden bedeutet, mit den Füßen fest auf dem Boden (der Tatsachen) stehen. Wer fest auf dem Boden steht, hat eine gute Ausgangsbasis, um umzusetzen, was ihm oder ihr im Leben wichtig ist.

Ich erkläre das immer gerne am Beispiel eines Baumes:

Stellen sie sich einen Baum vor, einen Apfelbaum beispielsweise. Einen Baum, der den Namen auch verdient; mit dicken, kräftigen Wurzeln, die tief ins Erdreich dringen. Dieser Baum zieht sich all die Nährstoffe, die er braucht und, während einer länger anhaltenden Dürreperiode, auch das Wasser, das er benötigt, aus dem Erdreich.

Die dicken, festen Wurzeln ermöglichen dem Baum ein Leben, das nicht ganz, aber relativ unbelastet durch die zeitlich begrenzten äußeren Einflüsse ist.

- *Was passiert, wenn es längere Zeit nicht regnet?*
  Der Baum kann sich die Feuchtigkeit, die er braucht zu einem großen Anteil aus dem Erdreich ziehen.

- *Was passiert bei einem Sturm?*
  Der gut verwurzelte Baum muss evtl. ein paar Äste lassen, denn sie brechen ab. Der Baum selbst jedoch überlebt relativ unbeschadet, seine Äste wachsen nach und er kann wieder Früchte tragen.

- *Was passiert bei einer Überschwemmung?*
Der gut verwurzelte Baum überlebt die Wassermassen. Das Wasser kann ihm nicht viel anhaben. Eventuell werden ein paar der unteren Äste morsch und fallen ab. Sie wachsen jedoch bald wieder nach und der Baum kann erneut Früchte tragen.

- *Was passiert zur Winterszeit?*
Der Baum muss seine Blätter lassen. Sie fallen ihm alle ab. Er selbst schaltet auf Sparflamme und durch die tief im Erdreich sitzenden Wurzeln kann er auch wenn die Oberfläche vereist ist noch etwas Feuchtigkeit und Nährstoffe bekommen. Zumindest so viel, dass es ihm zum Überleben genügt. Im Frühjahr kommen die Blätter neu, er grünt und blüht und bald darauf trägt er Früchte.

So kann ein gut verwurzelter Baum nahezu alle zeitlich begrenzten Unwegsamkeiten überleben. Meist erholt er sich nach diesen Engpässen sehr schnell, grünt, lässt neue Äste wachsen und trägt Früchte.
Nun stellen sie sich einmal vor, sie selbst wären ein bisschen wie ein Baum.

- *Was passiert, wenn es eine Dürreperiode in ihrem Leben gibt?*
- *Wie stehen sie da, wenn in ihrem Leben ein Sturm hereinbricht?*
- *Wie ergeht es ihnen, wenn die Wassermassen über sie hereinbrechen?*
- *Was tun sie in der frostigen Zeit?*

Warum ist es so wichtig, gut geerdet zu sein?

Fast alle Menschen erleben irgendwann in ihrem Leben einmal eine Dürreperiode, eine Zeit in der ein Sturm über sie hereinbricht, oder der Wind sich dreht. Manchmal wird man von den Ereignissen geradezu überschwemmt und es gilt so manchen Winter zu überstehen.

All diese äußeren Einflüsse gehören zum Leben. Wir können sie meist weder verhindern noch umgehen. Für jeden von uns sind die Auslöser anderer Art, jedoch kennen und durchleben wir alle Zeiten wie diese.

- *Hatten sie schon einmal in ihrem Leben eine Dürreperiode?*
  Kennen sie das Gefühl, wenn das dringend benötigte Geld längst auf dem Konto sein müsste, aber es kommt einfach nicht?
  Oder die Autoreparatur längst abgeschlossen sein sollte, aber die Werkstatt braucht doch länger?
  Wenn der Babysitter (Klempner, Heizungs- monteur, Postbote, geliebte Mensch...) längst hier sein sollte und kommt und kommt ein- fach nicht?
  Oder der wichtige Anruf auf den man wartet und wartet und wartet ...
  Wenn man glaubt 20 Minuten auf dem Laufband leicht zu schaffen, die Uhr jedoch bei sieben Minuten einfach stehen bleibt?

- *Und kennen sie auch die stürmischen Zeiten in ihrem Leben?*
  Wenn die Milch gleich kocht, das Telefon klingelt und ihr Kind mit schmutzigen Schuhen im Türrahmen steht?
  Wenn keine neuen Staubsaugerbeutel zur Hand sind, die Spülmaschine kaputt ist und sie sich noch nicht einmal einen Kaffee machen können, weil der Kaffeeautomat erst noch entkalkt werden muss?
  Wenn der Kollege wegen einer Magen-Darm-Grippe zu Hause geblieben ist, die Terminarbeit drückt und ein anstrengender Kunde dringend Beratung braucht oder sich beschweren will?

- *Oder kennen sie die Zeiten, wenn der Wind sich dreht?*
  Wenn ein geliebter Mensch eine für uns nicht nachvollziehbare Entscheidung trifft, sei es beruflich, emotional oder finanziell.
  Wenn jemand plötzlich schwer erkrankt; unverhofft ohne Job, Geld, Wohnung oder Auto dasteht. Oder sich sogar von uns entfernt, sei es durch einen Umzug, einen anderen Job, eine neue Beziehung oder schlimmstenfalls den Tod.
  Wenn ihnen selbst etwas Unerwartetes zustößt, das ein Umdenken erfordert. Das kann z.B. ein Jobangebot oder eine (drohende) Kündigung, steigende oder fallende Aktienkurse, ein Beziehungsende, eine neue Liebe oder eine (ungeplante) Schwangerschaft sein.

- *Kennen sie die Zeiten der Überschwemmung in Ihrem Leben?*
  Wenn sie z.B. an Weihnachten gar nicht wissen, wie sie sieben verschiedene Einladungen zum Essen pro Tag „abarbeiten" können?
  Die Wochenenden, an denen ein alter Schulfreund ein Grillfest veranstaltet, die Lieblingsband ein Konzert in ihrer Stadt gibt, eine Nachbarin heiratet, das Patenkind an einer Theateraufführung in der Schule mitwirkt und der Partner mal wieder ein bisschen Zeit mit ihnen alleine verbringen will?

- *Kennen sie die Winterabschnitte des Lebens, die vorhersehbaren harten oder kalten Zeiten, durch die sie gehen müssen?*
  Wenn sie z.B. wissen, dass es eine anstrengende Zeit wird, wenn der Partner schon in der neuen Stadt seinen Job antritt, während sie selbst noch einige Zeit brauchen werden um ihr Projekt zu beenden. Erst danach ist es für sie an der Zeit umzuziehen. Obwohl sie sich darauf vorbereitet hatten, ist es eine überraschend harte und kalte Zeit bis auch sie ihre Zelte abbrechen können.
  Oder sie stellen sich darauf ein, dass ihnen in der Probezeit nichts geschenkt wird. Sie sind motiviert, denn dieser Job macht ihnen Spaß und sie wollen die Stelle. Trotzdem können sechs Monate sehr lange sein.

Oder sie wissen genau, dass der Hausbau anstrengend wird. Sie stellen sich darauf ein und trotzdem hätten sie nicht geglaubt, dass es so lange dauern wird (und die Kosten so sehr steigen).

Die Begnadeten unter ihnen kennen die eine oder andere dieser Situationen. Die meisten von uns kennen wohl mehrere. Natürlich können sie nicht verhindern, dass es in ihrem Leben mal auf und mal ab geht.

Das kann niemand!

Leben ist das was passiert, während du gerade damit beschäftigst bist, andere Pläne zu machen, wie schon John Lennon sagte.

Welchen Vorteil hat es, gut geerdet zu sein?

Obwohl sie die Auf und Abs in ihrem Leben nicht verhindern können, müssen sie sich nicht wie ein Blatt im Wind treiben lassen. Denn sie können dafür sorgen, dass sie davon nicht aus der Bahn geworfen werden.

Sicher interessiert Sie, wie das geht:
Sie haben sich vorher den gut verwurzelten Apfelbaum vorgestellt? Sie wissen, wie er es schafft, Dürreperioden, Überschwemmungen, Stürme und die kalten Winterzeiten zu überstehen?

Stellen sie sich nun einen Baum vor, dessen Wurzeln nicht richtig ausgeprägt oder sogar verkümmert sind. Sie reichen nicht tief ins Erdreich hinab sondern durchziehen gerade so die obersten paar cm der Erdoberfläche. Der Baum an sich kann wunderschön sein, aber:

- Stellen sie sich nun eine *Dürreperiode* vor:
  Sobald die oberen Schichten des Erdreichs ausgetrocknet sind, bekommt das Bäumchen kein Wasser mehr und geht zu Grunde.
- Wenn ein *Sturm* aufkommt, verliert dieses Bäumchen nicht nur den einen oder anderen Ast, es wird vom Sturm entwurzelt.
- Wenn *der Wind sich dreht,* ist es dem Wandel hilflos ausgesetzt.
- Im *Winter,* wenn entweder die schweren Schneelasten drücken oder die Oberfläche des Bodens gefroren ist, kann dieses Bäumchen auch nur sehr bedingt überleben.

Und nun stellen sie sich doch bitte einmal vor, sie selbst sind ein bisschen so wie ein Baum und wie es ihnen in ihrem Leben geht.

- Sind sie wie unser Bäumchen *Dürre, Stürmen, Überschwemmungen* und dem *Winter* schutz-los ausgeliefert?
- Oder sind sie wie der Apfelbaum mit einem tiefen Wurzelwerk fest in der Erde verankert?

Die meisten Menschen gleichen eher dem Bäumchen, was meist zur Folge hat, dass es ihnen schwer fällt, die Unweg-samkeiten des Lebens unbeschadet zu überstehen. Diese Menschen werden dann vom Leben gebeutelt. Sie müssen warten, bis ein Regen die *Dürre* beendet, der *Sturm* sich legt, die *Überschwemmung* zurückgeht oder der Frühling den *Winter* vertreibt. Das bedeutet jedoch in der Vielzahl der Fälle ein fremdbestimmtes Leben.

Wären sie nicht gerne ein klein wenig unabhängiger von den äußeren Einflüssen? Nun, an den äußeren Gegeben-heiten lässt sich nicht immer etwas ändern, wohl aber an ihrer Erdung.

Sorgen sie dafür, dass sie gut geerdet sind!

Dadurch werden sowohl *Dürre* und *Sturm* als auch *Über-schwemmung* und *Winterzeiten* nicht gänzlich aus ihrem Leben verschwinden.
Gut geerdet können sie jedoch sehr viel besser damit um-gehen. Zusätzlich stellt sich häufig ein äußerst angeneh-mer Nebeneffekt ein.

Die erste Übung
Welchen Vorteil hat es, gut geerdet zu sein?

Denn wenn ihnen das Überstehen der Außeneinflüsse nicht mehr so viel Kraft abverlangt, können sie sich leichter auf das Wesentliche konzentrieren.
Das kann durchaus dazu führen, dass der Sturm sich schneller legt oder der Frühling ein bisschen früher kommt als man es vermutet hatte.

Deshalb ist die Erdung eine der elementarsten Übungen. Meiner Meinung nach ist die Erdung die allerwichtigste Übung.

Gut geerdete Menschen sind kraftvoller und ausgeglichener als ihre weniger gut geerdeten Mitmenschen.

Achten deshalb immer auf eine gute Erdung!

Jeder Mensch sollte gut geerdet sein.

Wenn sie auch nichts anderes aus diesem Buch umsetzen, so sollten sie wenigstens ihre Erdungsübung machen!
Ich bin davon überzeugt, dass sie die Vorteile einer guten Erdung bald zu schätzen wissen.

Die Erdungsübung

Für eine gute Erdung ist es selten zu früh und nie zu spät. Am Besten bietet sich für diese Übung jedoch der Morgen an, denn so können sie gut geerdet in den Tag starten. Wer gut geerdet ist, kann den Anforderungen des Tages gelassen entgegenblicken, denn er steht wie ein Baum fest auf der Erde.

Mag der Tag auch stürmisch, kühl oder regnerisch werden; das alles kann ihnen fast nichts anhaben, wenn sie gut geerdet sind.

- Generell erdet alles, was Routine erfordert. Z.B. Gartenarbeit oder auch Hausarbeit.
- Sehr gut sind auch Meditation oder Yogaübungen zum Erden geeignet.
- Es gibt darüber viel Literatur, Videos, CD's und auch gute Kurse.

All diese Dinge eignen sich sehr gut, um sich zu erden. Jedoch sind die meisten Techniken zeitintensiv.

Kennen sie das, wenn man sich ganz fest vornimmt, jeden Tag eine Stunde Zeit zu investieren, um zu laufen (lesen, lernen, aufzuräumen ...)?

Was ist aus all ihren guten Vorsätzen der letzten Jahre geworden?

Die Realität holt uns meist nach kurzer Zeit wieder ein und wir stellen fest, dass wir diese Stunde oder halbe Stunde im Alltag einfach *nie* haben.

Mir geht es jedenfalls immer wieder so. Deshalb biete ich ihnen hier eine Übung an, die sie ganz bequem während des Zähneputzens machen können.

Zähneputzen dauert in der Regel ca. drei Minuten. Diese drei Minuten reichen vollkommen aus, um geerdet zu sein.

Wenn sie diese Übung tatsächlich regelmäßig beim Zähneputzen machen, hat das einen weiteren unglaublichen Vorteil: Dadurch, dass sie diesen Vorgang mit einer Alltaghandlung verknüpfen, wird er zur Gewohnheit. Sie werden sehr schnell feststellen, dass sie sich beim Zähneputzen ganz automatisch erden werden, ohne darüber nachzudenken.

So wie sie beim Zähneputzen ganz automatisch die Zahnbürste bewegen, ohne sich bewusst daran zu erinnern, was sie gerade tun müssen.

Natürlich werden die spirituellen Profis unter ihnen sagen, es wäre unmöglich, sich richtig gut zu erden in nur drei Minuten.

Ich sage aus meiner langjährigen Erfahrung heraus, dass zwei Mal pro Tag nebenbei geerdet innerhalb einer Woche sicherlich besser geerdet ist, als eine Woche lang die entsprechenden Übungen vor sich her geschoben und sie dann – wenn auch mit schlechtem Gewissen – gar nicht gemacht zu haben.

Übungsanleitung

Stellen sie sich hin, wobei die Füße etwa eine Hüftbreite Abstand zu einander haben, Barfuss oder in Socken ist optimal.

Gut ist es, wenn ihre Fußspitzen leicht nach innen zeigen.

Ich weiß, diese Fußstellung ist für die meisten von uns gewöhnungsbedürftig, haben wir doch meist die Fußspitzen nach außen gedreht.

Energetisch gesehen zeigt dabei ihr rechter Fuß beispielsweise nach London und ihr linker zeigt nach Paris.

Und wo gehen sie selbst nun hin?

Meist irgendwo dazwischen, aber gewiss wenig zielgerichtet.

Zeigen ihre Fußspitzen jedoch zueinander, so dass sie von Ferse zu Ferse – über die Zehenspitzen – einen Halbkreis ziehen können, können sie ihre Energien gut bei sich behalten.

So, die Füße stehen also hüftbreit auf dem Boden mit leicht einwärts gedrehten Fußspitzen und die Knie sind nicht ganz durchgestreckt, damit die Energie gut fließen kann. Das Becken sollte locker sein, nach Möglichkeit eher etwas nach vorne gekippt.

Nun stellen sie sich vor, aus ihren Fußsohlen wachsen Wurzeln in den Boden, dicke, feste Wurzeln, wie sie ein Baum hat. Lassen sie ihr Wurzelwerk in den Boden hineinwachsen, spüren sie, wie sich die Wurzeln verzweigen und immer tiefer und noch tiefer ins Erdreich hineinragen.

Nun, da sie Wurzeln haben, stellen sie sich vor, wie Energie aus dem Erdboden durch ihre Wurzeln nach oben in ihren Körper fließt.

Die Energie, die sie mit ihren Wurzeln aus dem Erdreich ziehen fließt in ihre Füße, sie füllt ihre Füße ganz aus. Diese Energie fließt über ihre Füße durch ihre Knöchel nach oben in ihre Unterschenkel. Füße und Unterschenkel sind ganz angefüllt mit Energie aus dem Erdreich.

Diese Energie fließt über die Knie in die Oberschenkel und füllt die ganzen Oberschenkel aus. Füße, Unter- und Oberschenkel sind ganz angefüllt mit Energie aus dem Erdreich.

Diese Energie ergießt sich nun in ihr Becken. Sie füllt das ganze Becken. Füße, Unter- und Oberschenkel und das Becken sind ganz angefüllt mit Energie aus dem Erdreich.

Diese Energie steigt weiter nach oben, füllt den Bauchraum, den Rücken und den Brustraum aus. Füße, Beine, Becken und Rumpf sind ganz angefüllt mit Energie aus dem Erdreich.

Dieser Energiestrom teilt sich nun und fließt in die Arme. Er füllt die Oberarme, fließt über die Ellbogen in die Unterarme, die Hände, die Finger und über die Fingerspitzen hinaus in die Unendlichkeit. Füße, Beine, Becken und Rumpf, Arme, Hände und Finger sind ganz angefüllt mit Energie aus dem Erdreich.

Diese Energie fließt nun vom Rumpf aus nach oben, sie füllt den ganzen Hals aus und fließt in den Kopf. Sie füllt den ganzen Kopf aus und fließt über den Scheitelpunkt hinaus in die Unendlichkeit. Füße, Beine, Becken und Rumpf, Arme und Hände, Hals und Kopf sind ganz angefüllt mit Energie aus dem Erdreich.

Fühlen sie einen Moment lang wie diese Energie aus dem Erdreich durch ihren Körper fließt, wie kraftvoll und ruhig sich das anfühlt.

Bei dieser Übung kann es vorkommen, dass ihre Knie (oder das Becken) etwas vibrieren. Kein Problem, das ist ein Zeichen dafür, dass jetzt Energie fließt, wo vorher keine floss.

Sie kommen mit dieser Übung überhaupt nicht zurecht?

Sie können sich das mit dem Wurzeln wachsen lassen und Energie aus dem Erdreich holen ganz und gar nicht vorstellen?

Auch die Vorstellung, Energie über den Scheitelpunkt hinaus in die Unendlichkeit fließen zu lassen finden sie – nun ja – etwas gewöhnungsbedürftig?

OK. Ich habe eine andere Variante für sie:

Stellen sie sich vor, sie wollen auf der Toilette pinkeln (für Männer: natürlich im Sitzen), jedoch beim Hinsetzen die Toilettenschüssel nicht berühren.

Also:

Wieder wie bei der ersten Übung hinstellen. Hüftbreit, Zehenspitzen leicht nach innen drehen und jetzt etwas in die Hocke gehen. Dabei sollten sie den Rücken so gerade wie möglich lassen.

Ich selbst finde diese Übung sehr anstrengend und mir fällt es relativ schwer, in dieser Haltung die Zähne zu putzen. Deshalb empfehle ich, diese Übung eher beim, vor, oder nach dem Duschen zu machen.

Meist fangen nach sehr kurzer zeit die Muskeln der Ober- und / oder Unterschenkel an zu zittern oder zu vibrieren. Das ist völlig normal und – wie bei der Wurzelübung – ein Zeichen dafür, dass Energie fließt, wo vorher noch keine floss.

Sie kommen weder mit der einen, noch mit der anderen Übung zurecht?

Also gut: Eine hab ich noch: Das Känguru.

Stellen sie sich vor, sie hätten – wie ein Känguru – einen Schwanz, auf dem sie sich abstützen können.
Sie stehen also wieder hüftbreit und die Zehen sind leicht nach innen gedreht.

Jetzt stellen sie sich vor, aus ihrem Steißbein wächst ein Känguruschwanz, auf den sie sich gut abstützen können. Bleiben sie eine Weile so stehen.

Auch bei dieser Übung ist es sehr wahrscheinlich, dass die Unter- und Oberschenkel zu zittern anfangen. Keine Sorge, das ist ein Zeichen dafür, dass Energie fließt.

Mit einer dieser drei Übungen sollten sie sich anfreunden und sie jeden Tag machen!

Am Besten natürlich morgens, damit sie gut geerdet in den Tag starten können. Das geht ganz bequem beim Zähneputzen, während des Duschens oder, im Falle der Wurzelübung sogar an einer roten Ampel.

Sie können – bei ein bisschen Übung – auch jede Wartezeit überbrücken, indem sie sie sinnvoll für ihre Erdung nutzen. Das geht sowohl in der Warteschlage an der Supermarktkasse als auch im Stehcafe beim Warten auf die Kollegin, ebenso beim Arzt im Wartezimmer oder beim Warten am Post- oder Bankschalter.

Sie haben somit keinen zusätzlichen Zeitaufwand und sind trotzdem gut geerdet. Das bedeutet, sie stehen fest auf dem Boden und können so den *Stürmen, Überschwemmungen* oder der *Dürre* des Tages gelassen entgegenblicken, denn sie sind optimal mit der Erde verbunden, so wie ein Baum, der gut verwurzelt ist.

Natürlich können sie diese Übung auch zu jeder anderen Zeit des Tages durchführen. Generell gilt dabei:

Je öfter desto gut!

Also:

Gerne bei *jedem* Zähneputzen, in *jeder* Warteschlange, während der Computer hochfährt, während der Werbepause, ...

Sie werden sehr schnell merken, wie sie kraftvoller und ausgeglichener werden.

So leicht bringt sie nun nichts mehr aus dem Gleichgewicht. Denn sie sind gut geerdet.

Sie sind viel gelassener. So sind sie viel besser in der Lage, ihre alltäglichen Unwegsamkeiten zu meistern.

Ich wünsche ihnen dabei ganz viel Erfolg!

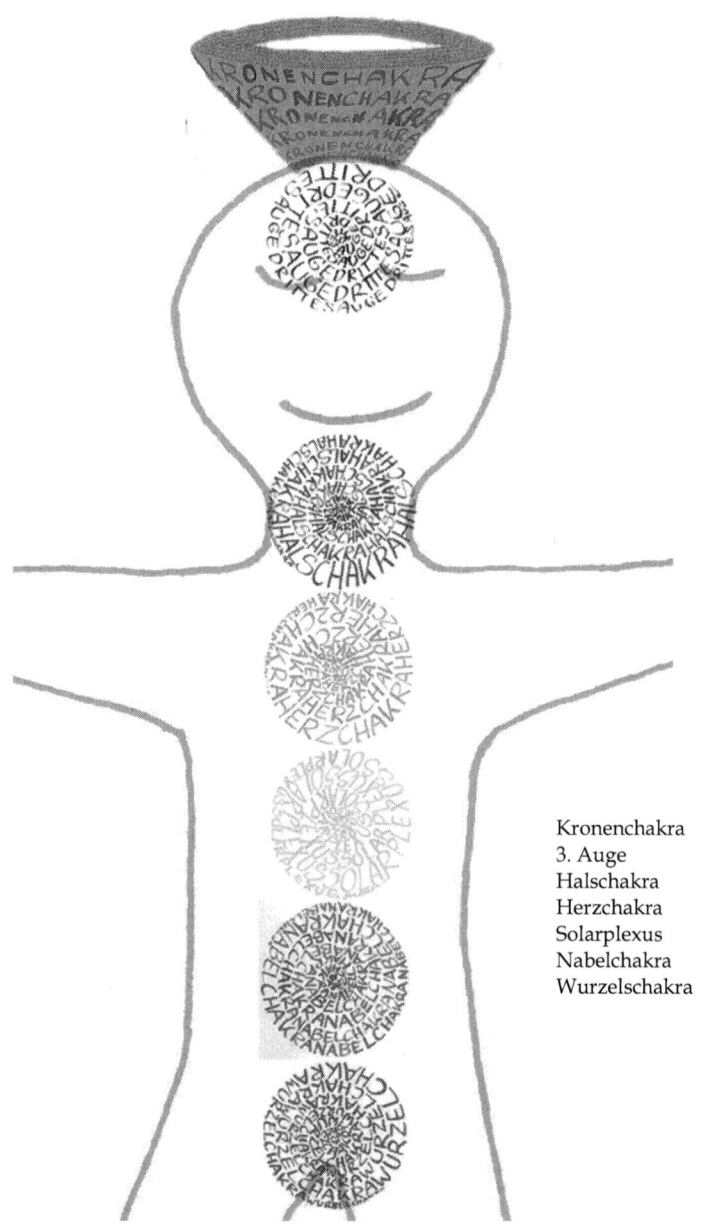

Kronenchakra
3. Auge
Halschakra
Herzchakra
Solarplexus
Nabelchakra
Wurzelschakra

Die zweite Übung, das Kronenchakra

Was sind Chakren?

Chakren sind Energiepunkte im Körper. Sie wandeln kosmische Energie in körperliche Energie um und helfen uns somit bei der Aufnahme und Verwertung von kosmischer Energie.

Wir haben *sieben Hauptchakren*, die sich an verschiedenen Körperstellen befinden und verschiedenen Themen in unserem Leben zugeordnet sind:

Das erste Chakra:
Sein Sitz ist am Ende des Steißbeins, also direkt über dem Schambein. Da sich die meisten Menschen den Sitz dieses Chakras am schwersten vorstellen können, verwende ich hier gerne scherzhaft den Begriff des „Schniedelchakras." (Alle Yogis mögen mir hier bitte verzeihen.)

Die Themen des Wurzelchakras betreffen in erster Linie die Materie. Hier geht es um finanzielle Sicherheit, Stabilität, Erdung, physisches Überleben, aber auch um Fortpflanzung und damit um sexuelle Themen.

Ein gut entwickeltes Wurzelchakra weist auf finanzielle Sicherheit und Stabilität hin. Dieser Mensch ist gut geerdet, sein Überleben ist im ausreichenden Maße gesichert, seine familiären Verhältnisse sind geklärt und er hat ein befriedigendes Sexualleben.

Das zweite Chakra:
Sein Sitz ist am Bauchnabel.

Das beherrschende Thema des Nabelchakras ist die Prägung aus der Kindheit. Dabei handelt es sich um die Zeit, in der man noch (wie mit der Nabelschnur) von den Eltern bedingungslos abhängig war. Deshalb zeigt sich hier auch die Einstellung zum Thema Familie an sich.

Ein gut entwickeltes Nabelchakra weist darauf hin, dass dieser Mensch mit seiner Kindheit im Reinen ist, wie auch immer sie gewesen sein mag. Er hat auf dieser Grundlage ein entspanntes Verhältnis zum Thema Familie an sich, hat er sich doch mit seinen persönlichen Familienthemen ausgesöhnt.

Das dritte Chakra:
Sein Sitz ist am Solarplexus, das ist der Punkt unterhalb des Brustbeins.

Das beherrschende Thema des Solarplexus ist die Lebensfreude. Hier ist der Mittelpunkt des Lebens, es geht um den Ausgleich und um den Genuß.

Ein gut entwickelter Solarplexus weist darauf hin, dass dieser Mensch sein Leben genießen kann. Er hat die richtige Balance zwischen Arbeit und Freizeit gefunden und kann seine freie Zeit mit Begeisterung verbringen. Er hat weder Arbeits- noch Freizeitstreß.

Das vierte Chakra:

Das Herzchakra sitzt ca. auf Höhe des Herzens in der Mitte des Körpers.

Das Thema des Herzchakras ist die Liebe. Hier geht es um Gefühle, um Herzenswärme, Herzensangelegenheiten, Toleranz und auch um Vergebung.

Ein gut entwickeltes Herzchakra weist auf einen Menschen hin, der Liebe geben und annehmen kann. Er hat durch sein stabiles Selbstwertgefühl alte Herzverletzungen aufgearbeitet und genügend Toleranz entwickelt um denen, die ihn – bewusst oder unbewusst – verletzt haben, zu verzeihen. *Aus der Tiefe seines Herzens.*

Das fünfte Chakra:

Das Halschakra befindet sich an der Stelle des „Adamsapfels", also auf Höhe des Kehlkopfes.

Das vorherrschende Thema des Halschakras ist die Kommunikation. Hier geht es um Worte – die gesagten und auch die ungesagten, die sich in Wut manifestieren können.

Ein gut entwickeltes Halschakra weist auf einen Menschen hin, der seine Bedürfnisse klar zum Ausdruck bringen kann. Er versteht es, sowohl seinen Verstand zu Worte kommen zu lassen als auch sein Herz sprechen zu lassen.
Er weiß, wann es Zeit für eine Analyse ist und wann mitfühlende Worte angebracht sind. Somit kann er sich selbst verbal in jeder Situation angemessen ausdrücken.

Das sechste Chakra:
Das dritte Auge befindet sich zwischen den Augenbrauen über der Nasenwurzel.

Das vorherrschende Thema des dritten Auges ist die Intuition und die Vorstellungskraft.

Ein gut entwickeltes drittes Auge weist auf einen Menschen hin, der bereit ist, auf seine Intuition zu hören, damit sie ihm den Weg weisen kann. Deshalb ist er fast immer zur richtigen Zeit am richtigen Ort und kann so ohne große Anstrengungen erreichen, was ihm wichtig ist. Er ist heiter und gelassen, denn er weiß, dass alles was ist gut für ihn ist, so wie es ist.

Das siebente Chakra:
Das Kronenchakra sitzt auf dem Scheitelpunkt wie ein Trichter über dem Kopf.

Das vorherrschende Thema des Kronenchakras ist die Verbindung mit dem Universum, der Religion und im Zusammenhang damit auch der Spiritualität.

Ein Mensch mit einem gut entwickelten Kronenchakra besitzt große geistige Stärke, denn er hat eine gute Anbindung nach oben.

Es gibt natürlich viele Abweichungen von dem von mir vorgestellten System. Mir geht es hier, nicht so sehr um richtig oder falsch, sondern viel eher darum jenen unter ihnen, die noch nie etwas von Chakren gehört haben, einen kurzen Einblick zu verschaffen.

Wenn sie also andere Zuordnungen kennen (und möglicherweise treffender finden) so hat das ebenso seine Berechtigung wie die von mir angeführten Definitionen. Es ist wichtig ein System zu haben – welches spielt dabei nur eine untergeordnete Rolle. Sie selbst müssen mit den Zuordnungen gut zurechtkommen. Wählen sie also das System, das sich für sie stimmig anfühlt.

Es gibt sicherlich auch viele verschiedene Rezepte für Apfelkuchen und jeder ist auf seine Art und Weise besonders lecker, egal wie er gemacht wurde.

Zurück zu den Chakren:
Wir haben im Körper sieben *Hauptchakren* und unendlich viele *Nebenchakren.*In jedem Gelenk unseres Körpers ist ein Chakra. D.h. es sitzt z.B. zwischen jedem unserer Wirbel ein Chakra.

Chakren sind „Energieumschlagplätze". Sie helfen uns, Energie von außen aufzunehmen, umzuwandeln und dann wieder abzugeben. Das passiert meist ohne unser bewusstes Zutun. Jedoch geschieht es ständig.

Es ist fast ein bisschen so wie wir beim Atmen. Ständig Luft aufnehmen, umwandeln und wieder abgeben.Auch wenn wir es nicht wahrnehmen: Unsere Chakren arbeiten ständig.

Die Lehre was wir tun können, um unsere Chakren zu stärken, würde den Rahmen dieses Buches sprengen. Deshalb werde ich hier nur auf das Kronenchakra näher eingehen. Es sitzt – wie wir nun wissen – wie ein Trichter auf unserem Kopf.

Warum ist das Kronenchakra wichtig?

Das Kronenchakra ist unsere größte Verbindung zur kosmischen Energie. Richtig genutzt können wir mit dem Kronenchakra hochspirituell arbeiten:

Wir können uns mit unserem höheren Selbst oder dem höheren Selbst eines Anderen verbinden, channeln, automatisch Schreiben, auf Astralreisen gehen, mit unseren geistigen Helfern Kontakt aufnehmen oder einen Engel um Rat bitten.

Im Normalfall und als Otto-Normalverbraucher tun wir meist von allem ein klein wenig. Die große Mehrheit von uns Menschen weiß nur wenig über den Nutzen der Chakren an sich und dem des Kronenchakras im Besonderen.

Und dennoch ist dieses Kronenchakra bei den meisten von uns weit geöffnet.

Denn wir haben in der Regel nicht gelernt unsere Energien wahrzunehmen geschweige denn sie zu kontrollieren. Häufig ist es daher weiter geöffnet als uns gut tut, obwohl es den meisten von uns nicht bewusst ist

Warum ist das so?

Durch den Trichter des Kronenchakras fließt kosmische Energie von oben in den Körper. Ist nun der Trichter entsprechend groß, kann auch entsprechend viel Energie in unseren Körper gelangen. Das kann dazu führen, dass über diesen Trichter mehr Energie in uns hineinfließt, als unser körperliches System verarbeiten kann.

Wie sie sicherlich wissen, ist Energie immer und überall vorhanden, kann nicht zerstört werden, sondern ändert lediglich ihre Form.

Nun stellen sie sich bitte einen Trichter vor mit beispielsweise einem Durchmesser von sagen wir einmal 50 cm. Stellen sie sich jetzt bitte einmal die Energiemenge vor, die dieser Trichter in den menschlichen Körper fließen lassen kann.

Und nun stellen sie sich bitte einen Trichter vor mit beispielsweise 90 cm Durchmesser und die entsprechende Energiemenge, die dann in den Körper fließen kann.

Je größer also der Trichter ist, desto mehr Energie kann aufgenommen werden. Oft ist es jedoch so, dass der spirituell untrainierte Körper sowohl die Energiemenge als auch die hohe Frequenz nur sehr schwer oder gar nicht verarbeiten kann.

Das liegt mit unter daran, dass im Moment die Menge als auch die Frequenz der kosmischen Energie auf der Erde besonders hoch ist.

Das ist so, weil die Erde an sich gerade einen großen Entwicklungsschritt macht. Wir befinden uns nun im Wassermannzeitalter. Das bedeutet, dass sich auf unserem Planeten ein neues Bewusstsein entwickelt. Das ist schon mehrere Male passiert auf der Erde.

Über diese verschiedenen Entwicklungszyklen quer durch die Geschichte der Erde vom Anbeginn durch den Urknall an berichtet der Maya-Kalender sehr ausführlich. Es seien hier nur einige Daten genannt zum besseren Verständnis. Der Maya-Kalender unterteilt nach Dr. Calleman die Entwicklungsgeschichte der Erde unter anderem folgendermaßen:

- Vor 126 Milliarden Jahren entstanden die ersten lebenden Zellen auf unserem Planeten.

- Vor 315 Millionen Jahren kamen die Tiere aus dem Wasser und besiedelten das Land.

- Vor 41 Millionen Jahren entwickelten sich die ersten Affen. Sie schufen die ersten Familienstrukturen.

- Vor 2 Millionen Jahren entwickelten sich die ersten schwanzlosen Affen zum Homo Erectus.

- Vor 800.000 Jahren entdeckte der Homo Erectus das Feuer.

- Vor 160.000 Jahren entwickelte sich der Homo Sapiens.

48

- Vor 40.000 Jahren begann die Menschheit ein Zukunftsdenken zu entwickeln. Es entstanden erste Kunstwerke, die Höhlenmalerei.

- Vor 32.000 Jahren starb der Neandertaler aus.

- Vor 8.000 Jahren entstanden die Vorläufer unserer Landwirtschaft.

- 1.500 vor Christus bekam Moses die 10 Gebote. Es entstand ein Religionsbewusstsein.

- 40 nach Christus starb Jesus und das Christentum wurde gegründet.

- 416 nach Christus fiel das römische Weltreich. Es folgten Kriege, Kreuzzüge, das Mittelalter.

- Mitte 18. jhd nach Christus begann die industrielle Revolution.

- Anfang des 19.jhd nach Christus veränderte der elektrische Telegraph die Welt.

- Mitte des 20.jhd wurde die erste Atombombe gebaut und der 2. Weltkrieg erschütterte die Welt.

- 1992 begann das Internetzeitalter und die Globalisierung der Welt.

- 11. September 2001 erschütterte der Anschlag auf das World Trade Center die Welt.

Dies sind nur einige Beispiele dafür, wie sich unser Bewusstsein in der Vergangenheit weiter verändert und erweitert hat. Parallel dazu hat sich auch jedes Mal die Schwingung auf der Erde erhöht.

Im Moment findet wieder eine dieser zyklischen Entwicklungen auf unserem Planeten statt. Energetisch gesehen bedeutet das, dass sich die Schwingungsfrequenz auf der Erde erhöht, wir also höheren Energien ausgesetzt sind. Das passiert, damit der Planet den erforderlichen Schritt nach vorne machen kann.

Nun ist es aber so, dass ein Großteil der Menschheit sein körperliches System noch nicht an die neue Schwingungsfrequenz angleichen konnte. Unsere meist unnatürliche Lebensweise sorgt dabei zusätzlich für Anpassungsprobleme.

So lebt in unserer Gesellschaft z.B. keiner mehr nach dem natürlichen Tag-Nacht-Rhythmus. Wir verwenden künstliches Licht, das es uns ermöglicht, am Abend noch vieles zu erledigen anstatt uns zur Ruhe zu begeben.

Auch nehmen wir in der Regel mehr Giftstoffe mit der Atemluft auf, als unserem Körper gut tut. Außerdem ist der Großteil unserer Nahrung stark denaturiert und / oder von Konservierungsmitteln und chemischen Zusätzen verunreinigt.

All diese Dinge machen es unserem Körper besonders schwer, sich an die höhere Schwingung anzugleichen.

Die Folgen sind häufig sowohl psychischer als auch physischer Natur, wie z.b. Kopfschmerzen, Migräne, Schwindelanfälle, Kreislaufschwäche, Herzrhythmusstörungen, Schweißausbrüche oder aber auch Schlafstörungen, Fressattacken, Erschöpfung, depressive Verstimmungen, tiefe Traurigkeit, oder sogar Angst und Panikattacken.

Diese Anpassungsprobleme können sich im Körperlichen zeigen. Hierbei ist dann meist die obere Körperhälfte betroffen. Das ist verständlich, denn das „Zuviel" an Energie tritt ja durch den Scheitelpunkt ins körperliche System ein.

Wenn zuviel Energie hereinfließt, ist der Körper meist so überfordert, dass er nicht mehr auswählen kann, welche Art von Energie er gerade braucht und welche ihm im Moment nicht gut tut. Deshalb lässt er ungefiltert alles durch was kommt. Das manifestiert sich dann häufig zusätzlich in der Psyche.

Dieses „Zuviel" an Energie fließt durch das weit geöffnete Kronenchakra in den Körper. Damit hat man zwar eine gute Anbindung an die kosmische Energie, gleichzeitig fühlt man sich aber auch sehr dünnhäutig.

Das macht es vielen hochspirituellen Menschen besonders schwer, Orte mit Menschenansammlungen zu besuchen. Oft leben gerade spirituell ausgerichtete Menschen sehr zurückgezogen, denn es bereitet ihnen nahezu körperlichen Beschwerden, beispielsweise ins Theater zu gehen oder ein Dorffest zu besuchen.

Denn in großen Menschenansammlungen nehmen Leute mit weit geöffnetem Kronenchakra nicht nur kosmische Energien auf, sondern häufig auch noch zusätzlich die Energien der sie umgebenden Mitmenschen. Das ist so, weil einfach alles an Energie ungefiltert über das Kronenchakra aufgenommen wird.

Das bedeutet, dass diese Menschen - bewusst oder unbewusst – die Energien der Menschen in ihrer Umgebung aufnehmen und so mitbekommen, wie es ihrem Nebenmann geht.

Wäre es da nicht gut, den Trichter kleiner machen zu können, um so weniger Energie aufzunehmen?

Welchen Vorteil habe ich davon?

Stellen sie sich vor, sie könnten ihren Trichter kleiner machen. Das gäbe ihnen die Freiheit, selbst zu entscheiden, ob sie im Moment gerade soviel Energie aufnehmen möchten oder nicht.

Hier sind einige Beispiele wie mir dieses bewusste Öffnen und Schließen des Kronenchakras helfen kann:

- *Ich möchte einer lieben Freundin Karten legen?*
  Dafür brauche ich alle Informationen, die ich kriegen kann, deshalb öffne ich mein Kronen-chakra ganz weit.

- *Ich möchte die Rolling Stones auf ihrer x-ten Abschiedstournee live zusammen mit mehreren Tausend anderen Zuschauern erleben?*
  Also schließe ich meinen Trichter so weit wie möglich, denn die Musik ist sowieso laut genug um nicht überhört zu werden und ich persönlich will gar nicht wissen, welche erlaubten und weniger erlaubten Substanzen mein Nebenmann zu sich genommen hat.

- *Mein Nebenmann kippt um und bis die Sanitäter da sind bin ich in dieser Situation gefordert?*
  Ich öffne mein Kronenchakra um Zugang zu nötigen Information zu bekommen, damit ich ihm helfen und ihn energetisch stabilisieren kann, bis der Sanitäter kommt.

- **Ich bin auf einer Party der Fahrer und darf nichts trinken?**
  Da öffne ich mein Kronenchakra gaaanz weit um genauso albern und lustig zu sein wie die Anderen - nichts ist schlimmer als der einzig Nüchterne auf einem Fest zu sein!

Wenn ich mein Kronenchakra nach Bedarf öffnen und schließen kann, kann ich selbst entscheiden, wie viele und welche Informationen ich gerade haben möchte. Zusätzlich kann ich die Energiemenge, die in meinen Körper fließt der spirituellen Entwicklung meines Körpers anpassen.

Das ist in etwa so wie mit dem Laufen: Prinzipiell ist jeder Mensch der mit einer durchschnittlichen Gesundheit gesegnet ist in der Lage, einen Marathon zu laufen. Es stehen auch immer und überall Wege zur Verfügung, die es ermöglichen würden sofort loszulaufen. Jedoch ist es nicht für jeden ratsam, sofort und aus dem Stand heraus auch wirklich einen Marathon zu laufen. Es wäre wohl ratsam, erst zu trainieren und sich auch vor dem Laufen aufzuwärmen.

Mit der kosmischen Energie verhält es sich ebenso. Es ist genügend vorhanden und jeder kann und darf sie nutzen. Wie beim Marathon jedoch empfiehlt es sich auch hier nicht untrainiert oder ohne Aufwärmphase loszulaufen. Denn man kann sich als untrainierter sowohl beim Marathon als auch bei der Energiearbeit einen „Muskelkater" oder sogar schlimmeres holen.

Wer sein Kronenchakra genauso gut beherrscht wie die Bewegung seiner Beine kann jeder Zeit selbst entscheiden ob und wie weit er laufen möchte.

Wer sich spirituell öffnet, macht in der Regel sein Kronenchakra unkontrolliert weit auf. Das führt dazu, dass hohe Energien den Körper durchströmen, die spirituell ungeübte oder schlecht geerdete Menschen nur sehr schwer verarbeiten können.

Der Muskelkater äußert sich dann körperlich durch Kopf oder Nackenbeschwerden, Schwindel oder Schwitzen bzw. Frieren und psychisch durch Depressionen, Angstattacken, Schlaflosigkeit und Unruhezustände.

Es bietet sich auch hier wieder der Vergleich mit dem Baum an:

Stellen sie sich einen Baum mit einer ausladenden großen Krone vor. Hat dieser Baum gut entwickelte Wurzeln, die das Erdreich bis in die Tiefe durchwachsen, kann er auch eine ausladende Krone gut tragen.

Was passiert jedoch, wenn die Wurzeln nicht allzu tief in die Erde reichen?

Es ist durchaus möglich, dass es diesem Baum eine Zeit lang recht gut geht. Sobald jedoch ein kleiner Wind bläst, wird der Baum von der ausladenden Krone zu Fall gebracht.

Mit uns Menschen verhält es sich ganz ähnlich. Je besser wir geerdet sind, desto weiter können wir auch unser Kronenchakra öffnen, ohne dabei Schaden zu nehmen.

Jedoch kann uns ein weit geöffnetes Kronenchakra bei schlechter Erdung leicht zu Fall bringen – *psychisch und physisch.*

Deshalb ist es immer zuerst angebracht an der Erdung zu arbeiten.

Dadurch ist ein fester Stand mit einer tiefen Verwurzelung gewährleistet und einer Überbelastung durch ein zu weit geöffnetes Kronenchakra und der Aufnahme von zu viel Energie oder einer zu hohen Frequenz optimal vorgebeugt.

Zusätzlich sollten sie darauf achten, dass die Weite ihres Kronenchakras dem Stand ihrer Erdung entspricht. Wobei grundsätzlich ein zu kleines Kronenchakra weniger bedenklich ist als ein zu großes.

Beim Baum ist eine relativ kleine wenig ausladende Krone auch unbedenklicher als eine sehr große, extrem ausladende.

Falls ihre persönliche Baumkrone, also ihr Kronenchakra zu ausladend ist, können sie etwas dagegen tun:

Übungsanleitung

Diese Übung gestaltet sich für untrainierte am Anfang etwas seltsam. Wenn sie es einige Male durchgeführt haben, wird es ihnen leicht fallen und sie werden den praktischen Nutzen dieser Übung nicht mehr missen wollen.

Heben sie beide Arme über den Kopf. Die Handflächen sind dabei nach innen gedreht, zeigen also zueinander, die Handrücken zeigen also nach außen.

Achten sie darauf, dass sie dabei weder in den Schultergelenken noch in den Ellenbogen blockieren. Nehmen sie also die Arme ganz locker und entspannt nach oben.

Nun bewegen sie die Handflächen ganz locker aufeinander zu. Es wird sich ab einem bestimmten Abstand so anfühlen, als ob die Luft irgendwie „dicker" wird, als ob man einen aufgeblasenen Luftballon zusammendrückt, oder als ob man die Hand aus dem Fenster eines fahrenden Autos hält.

Es kann sein, dass ihr Kronenchakra sehr weit geöffnet ist. Fangen sie deshalb durchaus bei einem Abstand der Handflächen von ca. 1 m – 1,5 m an zu fühlen.

Gehen sie dabei locker und spielerisch vor. Sobald sie einen „Widerstand" fühlen, halten sie ihr Kronenchakra in Händen.

Da es sich um Energie handelt, werden sie es vielleicht nicht wie eine Wand empfinden, sondern eher so als ob ihr Trichter mal etwas weiter und mal etwas enger ist.

Vertrauen sie ihrem Gefühl.

Das verhält sich in etwa so wie mit einer Wasserwelle: Sie ist definitiv da und man kann auch ihre Höhe bestimmen aber eben nicht auf den Zentimeter genau.

Fühlen sie nun mit beiden Händen ihr Kronenchakra. Sie werden merken, wann sie es zwischen ihren Handflächen halten.

Trauen sie ihrem Gefühl, es trügt sie nicht!

Nun, da sie ihr Kronenchakra fühlen: beginnen sie, es mit ihren Händen zusammenzuschieben. Stellen sie sich vor, sie halten eine Substanz in Händen, die sich zusammenschieben lässt. Es könnte beispielsweise Gummi sein oder Ton …

Und nun schieben sie einfach den Trichter ihres Kronenchakras mit ihren Händen von allen Seiten über ihrem Kopf zusammen, so dass der Abstand zwischen ihren Händen kleiner wird. Die Stelle, an der sie den Trichter enger machen, sollte optimaler Weise ca. 10 – 20 cm über ihrem Scheitelpunkt liegen. Ein Trichterdurchmesser von ca. 30 cm ist in der Regel, vollkommen ausreichend.

Ich erlebe jedoch in meiner Praxis häufiger, dass Menschen einen Abstand von gut 1 m und mehr haben.

Das hat natürlich zur Folge, dass diese Leute mehr Energie über ihr Kronenchakra aufnehmen, als jene, deren Trichter „enger" ist.

Beim Kronenchakra bewahrheitet sich der Spruch „viel hilft viel" nicht. Bedenken sie, dass sie nur so viel Energie hereinlassen sollten, wie ihr körperliches System verarbeiten kann. *Mehr tut ihnen nicht gut!*

Mit einem „kleineren" Kronenchakra werden sie nicht mehr ganz so dünnhäutig sein und sie werden den Anforderungen des Alltags damit besser gewachsen sein.

Sie brauchen keine Angst zu haben, dass sie ihr Kronenchakra nun für immer „zu eng" gestellt haben, denn es öffnet sich wieder.

Das tut es ganz von selbst, wann immer sie sich einem Menschen gegenüber öffnen, öffnet sich auch ihr Kronenchakra. Da sie das in der Regel mehrmals täglich tun, wird ihr Kronenchakra jeden Tag aufs Neue wieder geöffnet.

Das geschieht sogar im Schlaf. Im Schlaf öffnen wir uns ganz besonders. Das hat sowohl praktische als auch energetische Gründe.

In der Praxis ist es so, dass unser Körper noch immer im Steinzeitmodus arbeitet. Wir mussten damals im Schlaf besonders „wachsam" sein, um zu merken wann Gefahr drohte und dann aufwachen zu können. Das im Schlaf besonders weit geöffnete Kronenchakra sorgte für das „Vorausahnen können" der Gefahr.

Im 21. Jahrhundert haben diese Fähigkeiten vor allem Frauen beibehalten. Welche Mutter ist nicht schon einmal aufgewacht, kurz bevor ihr Kind geweint hat oder einen Albtraum hatte?

Energetisch gesehen ist es so, dass wir im Traum auf die Reise gehen. Wir werden in dieser Zeit von unseren geistigen Führern unterrichtet, führen Gespräche mit unseren Schutzengeln, begegnen Verstorbenen ...

Wann immer wir uns spirituell betätigen, öffnet sich unser Kronenchakra.

Der optimale Zeitpunkt, das Kronenchakra kleiner zu machen ist der frühe Morgen, bevor sie in den Tag starten. Es bietet sich an, diese Übung nach dem Erden zu machen.

Also:
Zuerst erden, dann das Kronenchakra enger machen.

Beim Duschen oder Zähneputzen erden, danach die Arme kurz nach oben und den Trichter enger machen.

Die 3. Übung - der energetische Schutz

Was ist das?

Kennen sie das Gefühl, wenn jemand zu nah neben ihnen steht? Sie werden nicht körperlich berührt und doch ist es äußerst unangenehm? Sie können es nicht begründen, aber es wäre ihnen lieber, wenn diese andere Person etwas mehr Abstand halten würde?

Nun, ich kann ihnen aus energetischer Sicht erklären was da passiert:

Unser fester Körper ist von Energien umgeben.Tatsächlich ist unser Körper um einiges „größer" als der Teil den man sieht und anfassen kann. Dieser für die meisten Menschen unsichtbare Teil des Körpers ist die *Aura*.

Die Aura ist eine erweiterte Form unseres Körpers. Sie umgibt unseren Körper wie eine Wolke. Eine Wolke aus Energie, denn Menschen die die Aura sehen können, können in ihr etwas über uns erfahren, also lesen.
Die Aura kann unseren Gemütszustand anzeigen und unser ganz persönliches Energielevel. Sie umgibt uns also wie eine Wolke und ist die energetische Ausdehnung unseres physischen Körpers.

Auch ihre Aura enthält Energie – entsprechend ihrem persönlichen Energielevel.

Wenn sie viel Energie haben, ist ihre Aura energiegeladen, haben sie wenig Energie, ist ihre Aura energiearm.

Wann immer sie mit einem Menschen in Kontakt treten, treten zuerst einmal die Auren miteinander in Kontakt. Wenn die Auren miteinander in Kontakt treten, fangen sie erst einmal an sich aneinander anzugleichen.

Haben sie schon einmal erlebt, dass jemand einen Raum nicht betritt, sondern erscheint? So jemand hat sehr wahrscheinlich eine große, energiegeladene Aura.

Während jemand anderes einen Raum weniger betritt, sondern eher hineinhuscht, ohne wirklich wahrgenommen zu werden? Dieser Mensch hat sehr wahrscheinlich eine kleine, wenig energiegeladene Aura.

Was passiert nun auf energetischer Ebene, wenn diese beiden Menschen zusammentreffen und Kontakt miteinander aufnehmen?
Zuerst einmal begegnen sich deren Auren und sie fangen an, sich aneinander anzugleichen.

Das heißt in der Regel, dass der mit dem höheren Energielevel an den mit dem niedrigeren Energielevel abgibt.

Das ist etwa so als wenn man heißes und kaltes Wasser in einem Topf vermischt oder wenn warme und kalte Luft zusammenkommen. Das Ergebnis ist eine Durchschnittstemperatur.

Genauso verhält es sich mit den Auren. Sie gleichen sich an und das Ergebnis ist ein Durchschnittslevel. Wir alle haben das schon einmal erlebt.

Kennen sie das, wenn sie sich mit jemandem unterhalten, der von etwas sehr begeistert ist und der Funke springt über?

Nach diesem Gespräch fühlen sie sich beschwingt und wollen auch anfangen zu joggen, Rad zu fahren, zu reisen, oder unbedingt dieses Buch lesen oder diese Ausstellung besuchen. Dieser Mensch hat ihnen von seiner Begeisterung abgegeben und damit ihr Energielevel angehoben.

Oder ist es ihnen schon einmal passiert, dass sie selbst müde und ausgelaugt waren und ein Freund oder Arbeitskollege hat sie mit seiner guten Laune so angesteckt, dass es ihnen gleich viel besser ging?

Auch hier haben sich die Auren angeglichen und der mit dem höheren Energielevel hat an den mit dem niedrigeren Level abgegeben.

Vielleicht kennen sie es aber auch anders herum:

Beim nach Hause kommen sind sie fröhlich und gut gelaunt, doch ihr Partner ist so kraft- und mutlos, dass es ihnen nach kurzer Zeit auch schlecht geht?

Hier haben sie an ihren Partner Energie abgegeben.

In all diesen Fällen haben sich die Auren angeglichen und es kam zu einem „lauwarm–Gefühl". Das geschieht manchmal zu ihren Gunsten und manchmal zu ihren Ungunsten. Es ist ein Geben und Nehmen. Das ist in vielen Fällen auch absolut in Ordnung so.

Jedoch gibt es auch die anderen Situationen.

- Wenn sie sich jedes Mal nach einem Gespräch mit dieser Freundin oder Kollegin richtig ausgelaugt fühlen.

- Wenn sie bei einem Gespräch oder einer Begegnung das Gefühl haben regelrecht ausgesaugt zu werden.

- Wenn vor allem Menschen in sozialen Berufen ständig dem Burn-out nahe sind.

- Oder die Schwiegermutter zu Besuch kommt.

Würden sie sich in solchen Situationen nicht wünschen, dass sich die Auren nicht gar so aneinander angleichen?

Wäre es da nicht gut, etwas von der Energie bei sich behalten zu können?

Das geht und es ist noch nicht einmal allzu schwer.

Welchen Vorteil bringt es?

Für mich gehört zu einem selbst bestimmten Leben auch, dass ich selbst entscheiden kann, wann ich wem wie viel von meiner Energie abgebe.

Natürlich bekommt die Freundin, die gerade von ihrem Mann betrogen wurde, alle Energie, die sie braucht. Jedoch nicht so viel, dass es für mich selbst nicht mehr reicht. Denn wenn ich selbst nicht genug Energie habe, kann ich ihr nicht helfen und mir selbst auch nicht mehr. So hätten wir dann zwei Probleme, wo vorher nur eines war.

Das wäre also weder klug noch konstruktiv. Es verhält sich mit diesen Energien wie mit einem Kühlschrank. Es sollte immer so viel Essen darin sein, dass ich selbst und meine Familie satt wird.

Kommt ein guter Freund, der Hunger hat, so bekommt er gerne eine Mahlzeit. Es muss aber genug übrig bleiben für das Frühstück am nächsten Morgen. So ist gewährleistet, dass ich in der Arbeit leistungsfähig bleibe und somit genug Geld verdienen kann um meinen Kühlschrank erneut zu füllen.

Gebe ich aus meinem Kühlschrank permanent so viel ab, dass mir selbst nicht mehr genug bleibt, werde ich bald körperlich schwach und krank. Ich kann dann nicht mehr arbeiten, kein Geld mehr verdienen, also auch meinen Kühlschrank nicht mehr auffüllen und auch der hungrige Freund kann nichts mehr von mir bekommen.

Es ist also nicht der pure Egoismus, sondern planvolles Vorgehen zum Wohle aller, wenn sie darauf achten, dass in ihrem Kühlschrank immer genug für sie selbst ist, denn damit können sie auch ihren Mitmenschen am Besten und Effektivsten helfen. Wie viel sie von ihrem Kühlschrankinhalt oder ihrer Energie abgeben, sollte sich danach richten, wie viel ursprünglich vorhanden ist und wie viel davon sie für sich selbst benötigen.

Bei dem was sie selbst benötigen sollten sie ehrlich zu sich selbst sein.

Schon Jesus hat gesagt: „Liebe deinen Nächsten wie dich selbst." Ich habe nirgendwo Hinweise dafür gefunden, dass er meinte: „Liebe deinen Nächsten mehr als dich selbst."

Wenn selbst Jesus das nicht tat, so müssen sie es auch nicht tun. Also lieben sie sich selbst und achten sie darauf, dass die Energien, die sie für sich brauchen, auch bei ihnen bleiben. Denn nur sie selbst sollten entscheiden, wer wie viel aus ihrem Energiekühlschrank – sprich ihrer Aura nehmen darf. Es sollte immer genug für sie selbst (und evtl. ihre Kinder) vorhanden sein.

Achten sie bitte stets darauf, nur so viel von ihrer Energie abzugeben wie sie wirklich entbehren können.

Wenn sie darüber hinaus Energie abgeben, bleibt nicht genug für sie selbst übrig und sie sind unterversorgt. Als energetisch unterversorgter Mensch werden sie durch verschiedene Methoden versuchen, ihre Energieakkus wieder aufzufüllen.

Hier die gängigsten Auffüllmethoden:

- Sie suchen sich (bewusst / unbewusst) Menschen mit einem höheren Energielevel, um von deren Energie zu bekommen, da ihnen selbst diese Energie fehlt.

- Sie fühlen sich erschöpft, denn ihnen geht Energie ab. Im Optimalfall ziehen sie sich dann zurück und sorgen durch Entspannung dafür, dass sich ihre Energieakkus wieder auffüllen können, also ihre Aura wieder stabil wird.

- Oder aber sie versuchen über das körperliche System möglichst schnell wieder zu mehr Energie zu gelangen. Sie nehmen Energie in Form von Nahrung zu sich, essen also mehr. Da unsere Nahrung meist in hohem Maße denaturiert ist, kann man die Energie, die die geschwächte Aura braucht, nicht über die Nahrung aufnehmen. Der Körper denkt, es läge am „zu wenig" und verlangt nach mehr. Daraus entstehen häufig Übergewichtsprobleme bei gleichzeitigem subjektiven Gefühl der Energielosigkeit.

Es gibt jedoch noch eine andere Möglichkeit: Sie können dafür sorgen, dass ihre Energien bei ihnen bleiben, dass nicht jeder einfach so viel und so oft davon nehmen kann wie er will. So wie sie ihren Kühlschrank schließen, damit nicht alles genommen wird, können sie auch ihre Aura schließen damit nicht alles genommen werden kann.

Übungsanleitung

Sie werden verblüfft sein, wie einfach das ist – und wie wirkungsvoll!

Stellen sie sich hin. Der Abstand zwischen ihren Füßen ist ca. hüftbreit, die Fußspitzen zeigen leicht nach innen.

Stellen sie sich nun einen Schlafsack vor und wie sie ihn mit einem Reißverschluss von unten nach oben schließen, damit er sie umhüllt.

Bücken sie sich nun und nehmen sie den imaginären Reißverschluss in die Hand. Beginnen sie ganz unten am Boden. Ziehen sie nun den Reißverschluss ihres Schlafsacks nach oben zu. Über die Schienbeine, die Knie, die Oberschenkel, das Becken, den Bauchraum, den Brustraum, den Hals und bis über den Kopf, so wie sie den Reißverschluss einer Jacke schließen.

Nun sind sie ganz umhüllt von dem schützenden Schlafsack. Er sorgt dafür, dass einerseits nur die Energie von ihnen genommen werden kann, die sie gerne und bewusst geben wollen. Andererseits sorgt dieser Schlafsack dafür, dass auch nur die Energie zu ihnen durchdringt, die ihnen gut tut.

Vertrauen sie darauf, dass ihr Schlafsack, also ihr persönlicher energetischer Schutz die Energiemenge und Frequenz die er herein oder hinauslässt, gut regeln kann.

Natürlich gibt es auch andere Übungen um sich optimal zu schützen.

Viele von denen die ich kenne, sind jedoch mit Visualisieren verbunden. Das heißt, ich muss mir etwas bildlich vorstellen.

Meiner Erfahrung nach fällt das den meisten Menschen nicht gerade leicht. Als erschwerend kommt meist noch hinzu, dass Dinge visualisiert werden sollen, die sie in der Realität so noch nie gesehen haben.

So zum Beispiel das goldene Lichtei: Das ist auch eine sehr wirkungsvolle Übung um sich energetisch zu schützen.
Stellen sie sich ein großes, goldenes Lichtei vor. Sie selbst stehen in Mitten dieses Eis. Das Ei umgibt und schützt sie.

Das ist sicherlich ebenso wirkungsvoll wie die Schlafsack-übung, jedoch habe ich in meinen Kursen immer wieder festgestellt, dass sich wesentlich mehr Menschen leichter einen Schlafsack vorstellen können als ein Lichtei.

Ein Schlafsack ist etwas recht alltägliches und fast jeder hat dieses Reißverschlussschließen am Schlafsack schon einmal selbst gemacht. Deshalb können es die meisten Menschen mühelos sofort anwenden.

Probieren sie es doch einfach aus!

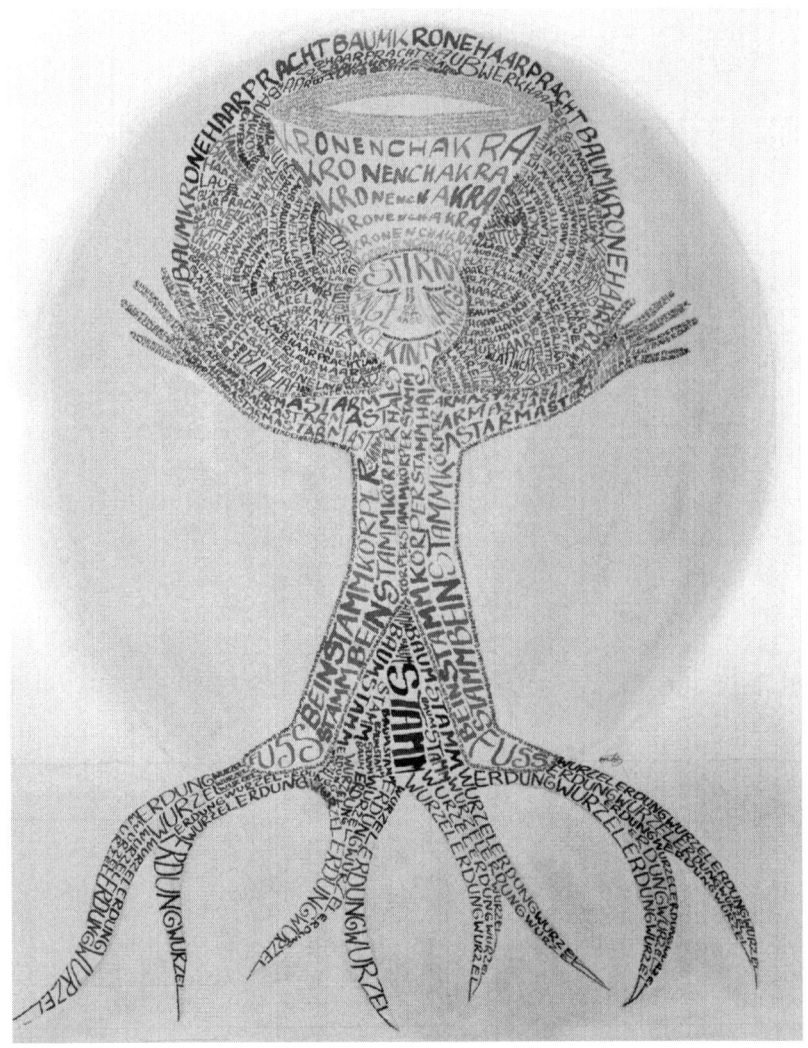

Die praktische Umsetzung

Da sie sich nun mit den Übungen vertraut gemacht haben, gebe ich ihnen noch ein paar Tipps zur Anwendung:

Die Beste Zeit für die Übungen:

- Am besten machen sie ihre 3 Übungen am Morgen, dann starten sie energetisch optimal gestärkt in den Tag.

- Gut geeignet für ihre Übungen ist das Zähneputzen. Während des Zähneputzens können sie sich gut erden, danach prüfen sie ihr Kronenchakra. Zum Schluß schließen sie ihren Schlafsack.

- Wunderbar eignet sich auch das Duschen. Während des Duschens können sie sich erden, beim Haaretrocknen das Kronenchakra überprüfen und beim Blick in den Kleiderschrank ihren Schlafsack schließen.

Es gibt sicher noch unzählige weitere Möglichkeiten zum Üben. Zähneputzen und Duschen habe ich hier gewählt, weil es die Meisten von uns regelmäßig tun und immer zur selben Zeit.

Diese Tätigkeiten sind ein fester Bestandteil Ihres Tagesablaufes. Sie haben den Charakter eines Rituals.

Das macht es dann besonders einfach, sich an die Übungen zu erinnern und sie ebenso ritualisiert durchzuführen. Regelmäßig durchgeführt werden diese drei Übungen in hohem Maße dazu beitragen, dass

- Sie besser geerdet sind und so den Unwegsamkeiten des Lebens gelassener entgegenblicken können.

- Sie nur noch die Energien aufnehmen, die ihrem körperlichen System gut tun und die es verarbeiten kann.

- Sie nur noch Energien abgeben, die sie abgeben wollen und können und die Energien bei sich behalten, die sie für sich brauchen.

Das bedeutet, sie sind mit nur drei Übungen in ca. drei Minuten optimal für den Tag gerüstet.

Sie haben am Morgen vergessen, ihre Übungen zu machen?

Wenn sie diese drei Übungen regelmäßig machen, werden sie nach kurzer Zeit bemerken, dass sie sensibler für Energien werden. Weil sie sich jeden Tag kurz um ihren eigenen Energiehaushalt kümmern, sind sie bald energetisch stabil. Das ermöglicht es ihnen, sensibler zu werden.

Sie werden sich fragen, warum das so ist?

Ich erkläre es ihnen an einem Beispiel:
Stellen sie sich vor sie verändern beispielsweise ihre Ernährung. Wenn sie jeden Tag bewusst auf ein gesundes Frühstück achten, werden sie sehr bald einen anderen Blick auf Essgewohntheiten bekommen.

Das betrifft sowohl ihre eigenen, als auch die der Anderen.

Sie werden plötzlich entdecken, dass auf dem Weg zur Arbeit nicht nur ein MC-Donalds ist, sondern auch ein Obststand an der Ecke steht. Dieser Obststand stand evtl. schon länger dort, aber erst jetzt fällt er ihnen auf, denn sie haben einen anderen Focus in ihrem Leben.

Ihnen wird plötzlich auffallen, dass der eine Kollege sich sehr gesund ernährt, während der andere sehr ungesund isst. Eventuell wird ihnen auch auffallen, was diese jeweilige Ernährungsweise bewirkt. Das alles passiert, weil sie sich mit dem Thema gesunde Ernährung beschäftigen.

Ebenso verhält es sich mit Energie:
Wenn sie sich um ihr energetisches Gleichgewicht kümmern, werden sie bald wahrnehmen, wie es um das energetische Gleichgewicht ihrer Mitmenschen bestellt ist.

Sie werden sehr wahrscheinlich bald in eine Situation kommen, in der sie bemerken, dass jemand ihre Aura „anzapft." Das passiert häufig, nur jetzt erst bemerken sie, dass es geschieht. Die meisten Menschen sind dieser Situation – auch wenn sie es bemerken – recht hilflos ausgesetzt.

Da kommt beispielsweise die Kollegin, um von ihrem Autounfall zu erzählen:

Es handelt sich um einen kleinen Auffahrunfall mit einem minimalen Blechschaden. Verletzt ist niemand, aber der Ärger mit der Versicherung... Schuld hatte ja eigentlich der Andere, aber das ist Einerlei, denn ihr Auto ist nun in der Reparaturwerkstatt und das Ersatzteil lässt auf sich warten. Es ist schwer zu bekommen, schließlich fährt sie ja ein Sondermodell und auch die Lackierung ist recht außergewöhnlich und jetzt steht sie da ohne Auto. Die Reparatur wird mindestens eine Woche dauern, aber bei den Werkstätten weiß man ja nie. Natürlich hat sie einen Leihwagen bekommen, aber der ist so ungewohnt beim Fahren und dabei war es noch nicht einmal ihr Fehler, schließlich war an der Kreuzung rechts vor links ...

Sie kennen solche Situationen sicherlich.

Und obwohl sie fühlen, dass ihnen das nicht gut tut, wissen sie nicht recht, was sie dagegen unternehmen können. Meist denkt man sich dann: „Gerade heute habe ich meine Übungen nicht gemacht! Ein Königreich für ein bisschen Erdung und einen halben Schlafsack!"

Spirituelle Vollprofis können das alles mental in der Situation nachholen. Für alle die es nicht können:

Gehen sie auf die Toilette!

Ja, sie haben richtig gelesen! Ein Toilettengang kann viele energetische Probleme lösen. Sie fragen sich:

Wie soll denn das gehen?

Ganz einfach:
Sie können ihrer Kollegin sagen: „Warte, ich komme gleich um mir das anzuhören. Lass mich vorher noch schnell ein menschliches Bedürfnis erledigen.

Das nimmt ihnen niemand krumm. Es klingt auch viel eleganter als: „Ich muss mich mal eben energetisch stabilisieren."

Sie können dann auf die Toilette gehen und dort ihre verpasste Übung nachholen:

Sie können sich erden und ihren Schlafsack zuziehen. So geschützt können sie sich die Geschichte des Autounfalls anhören, ohne dabei von ihren Energien abzugeben.

Sie sind dann energetisch optimal geschützt. Denn zusätzlich mit dem Gang auf die Toilette sind sie aus dem Energiefeld der Kollegin ausgestiegen, haben auf der Toilette ihr eigenes Energiefeld optimal stabilisiert. Es wird ihrer Kollegin schwer fallen sofort wieder anzudocken.

Zusätzlich bietet der Toilettengang weitere Vorteile:

- Toiletten gibt es überall. Das heißt egal wo sie sind, sie haben immer einen Rückzugsort.

- Toiletten bieten ein Minimum an Privatsphäre: Sobald die Türe geschlossen ist, haben sie für einige Minuten Ruhe und niemand wird sie stören.

- Toiletten bieten genügend Platz und Abgeschiedenheit für ihre Übung.

- Sie sind alleine – zumindest für ein paar Minuten.

- Es ist ein geschickter Schachzug um aus dem Energiefeld eines Anderen austreten zu können.

- Sie können so oft auf die Toilette gehen, wie sie es brauchen – es gibt Menschen, die haben immer dann eine schwache Blase, wenn die Schwiegermutter kommt.

In besonders schwierigen Lebenssituationen rate ich meinen Klienten sogar, sich offiziell eine Blasenentzündung zuzulegen.

So manches Mobbingopfer konnte durch die vermeintliche Blasenentzündung – und vor allem durch die energetischen Stabilisierungsübungen auf der Toilette - den Teufelskreis in den es gelangt war erfolgreich durchbrechen.

Damit wären wir wieder bei meinem anfangs erwähnten *spirituellen Pragmatismus.*

Der beste Schutz hilft nichts, wenn ich ihn gerade dann wenn ich ihn dringend brauche nicht zur Verfügung habe!

Deshalb macht es Sinn, ihre Energieübungen täglich durchzuführen.

Und wann immer sie das Gefühl haben die Übungen zu brauchen, sollten sie diese zusätzlich durchzuführen. Damit das Zusatzüben im Alltag realisierbar ist, hat sich der Toilettengang äußert bewährt.

Ich wünsche Ihnen, liebe Leser, damit ein geeignetes Mittel an die Hand gegeben zu haben, mit dem sie ihren Energiehaushalt bewusster gestalten können.

Und für all jene, die Tequila lieben und trotzdem Visualisieren lernen wollen hier die **Übung für spirituelle Pragmatiker:**

Die Visualisierungsübung für alle Tequilaliebhaber

Es ist im Grunde ganz einfach:

Nehmen sie sich drei Kerzen in unterschiedlicher Farbe. Beispielsweise eine gelbe, eine blaue und eine grüne.

Besorgen sie sich eine Möglichkeit, ihre Stimme aufzunehmen. Als ich visualisieren lernte gab es dafür Kassettenrekorder. Heute müsste jedes passable Handy diesen Zweck erfüllen. Ebenso geeignet sind viele MP3-Player oder Computer. Wählen sie das Medium, das ihnen liegt.

Nun stellen sie die Kerzen nebeneinander, dann wechseln sie deren Positionen immer wieder, sprechen dazu und nehmen das Ganze auf.

Beispielsweise so:
Die Kerzen stehen in einer Reihe:
Links steht die gelbe, in der Mitte die blaue und rechts die grüne. Nun stelle ich die grüne Kerze hinter die blaue.

Jetzt steht vorne die blaue, hinten die grüne Kerze, links von der blauen Kerze steht die gelbe.

Nun stelle ich die gelbe Kerze zwischen die blaue und die grüne Kerze.

Jetzt steht vorne die blaue Kerze, dahinter die gelbe und hinter der gelben die grüne.

Nun stelle ich die blaue Kerze rechts neben die gelbe und die grüne Kerze bleibt an ihrem Platz.

Jetzt steht vorne die gelbe Kerze, rechts neben ihr die blaue und hinter der gelben Kerze steht die grüne.

So können sie die Kerzen beliebig oft umstellen und ihre Stimme, die das Ganze kommentiert aufnehmen.

Wenn sie mindestens fünf Minuten Spielzeit aufgenommen haben (besser sind jedoch gute 20 Minuten), schließen sie die Augen, entspannen sie sich und stellen sie sich die drei Kerzen vor.

Nun hören sie die Aufzeichnung ab. Stellen sie sich vor, wie die Kerzen jeweils stehen.

Je öfter sie sich ihre Aufzeichnung anhören, desto deutlicher werden sie die Kerzen vor ihrem geistigen Auge sehen, bis sie irgendwann die Kerzen sehr klar und deutlich sehen können.

Sie können also visualisieren! Herzlichen Glückwunsch!

Um nun ihre Fähigkeiten zu festigen und zu vertiefen können sie die gleiche Übung mit anderen Kerzen wiederholen. Beispielsweise nehmen sie jetzt eine rote, eine weiße und eine braune Kerze.

Stellen sie die Kerzen wiederum um und nehmen sie dabei ihre kommentierende Stimme auf Band auf.

Sie werden beim Abhören feststellen, dass sie jetzt schon sehr schnell die Konstellation der Kerzen vor ihrem geistigen Auge sehen können.

Prima! Sie können jetzt schon sehr gut visualisieren!

Suchen sie sich nun alltägliche Dinge zum Visualisieren aus:
Stellen sie sich beispielsweise einen Tisch vor und vor ihrem geistigen Auge wird ein Tisch erscheinen.

Nun können sie versuchen, den Tisch zu verändern. Lassen sie ihn z.B. rund werden oder rechteckig, lassen sie aus dem großen Esstisch einen kleinen Beistelltisch werden oder umgekehrt…

Das erfordert etwas Übung, lässt sich aber im Grunde genommen sehr leicht erlernen.

Wann immer sie das Gefühl haben, es noch nicht zu können, kehren sie einfach zu ihrer Kerzenübung zurück!

Ich wünsche Ihnen viel Spaß dabei!

Danksagung

Mein Dank gilt all jenen, die an der Entstehung dieses Buches mitgewirkt haben.

Hans, du hast es durch deine Unterstützung aus der Taufe gehoben;

Miriam, ohne deine geduldigen Finger und den Kaffee deines Mannes wäre es nie getippt worden;

Vados, dir und deiner Frau danke ich für den Ring...- und die göttliche Liebe;

Iris, ohne deine Bilder wäre der Umschlag weiß auf weiß und die Übungen weniger verständlich;

Günther, danke für`s Gegenlesen und den Tequila;

Claudia, danke, dass du in der heißen Phase einen kühlen Kopf bewahrt hast und so flexibel warst;

Bettina, dir danke ich dafür, dass du einfach so bist wie du bist. Ohne dich wäre mein Leben langweiliger.

Schließlich danke ich noch all jenen, die hier nicht explizit mit Namen stehen, jedoch durch ihr Tun oder ihre Existenz dazu beigetragen haben, dass dieses Buch entstehen konnte.